Morgagni
Le père de la médecine moderne

Milton De Blazy

Morgagni
Le père de la médecine

Edition Causam

Introduction

Giovanni Battista Morgagni :Père de médecine moderne, Père de l'anatomie pathologique.

Si vous aimez la littérature, si vous aimez l'histoire de la médecine, vous pouvez lire des pages émouvantes, écrites par un médecin italien nommé Giovanni Battista Morgagni sur son maître en médecine Valsalva, des pages qui témoignent de l'estime, de la vénération que Morgagni avait pour son maître.

Ces pages témoignent également d'un certain talent littéraire, pour décrire cette communion spirituelle dans laquelle vivaient ces deux grands esprits de l'époque.

Étrangement, Valsalva avait gardé de son maître, un autre grand médecin nommé Malpighi, une profonde dévotion et un attachement sincère, il témoignait de la sensibilité et de la noblesse d'esprit de son élève Morgagni.

Parmi les grands médecins de l'école italienne, Morgagni occupe une place à part, il est l'initiateur de l'anatomie pathologique. La renaissance a vu triompher les études anatomiques.

Le XVIIème siècle était caractérisé par l'anatomie et l'histologie, la médecine va changer agressivement, va s'orienter vers les organes, l'étude systématique et des observations précises des maladies étaient encore la proie de l'empirisme et de l'hypothèse.

Giovanni Battista Morgagni changera définitivement la médecine.

Le retentissement du livre de Morgagni « De sedibus et causis morborum per anatomen indagatis (Investigations anatomiques sur les causes et les localisations des maladies « publié en 1761, lui valu le titre de «Père de l'Anatomie Pathologique». Ses écrits anatomiques représentent l'essentiel de ses publications. Virchow aimait qualifier Morgagni,» Père de la Pathologie Moderne.»

La médecine au 18ème siècle était une association de données inexactes, à des idées philosophies et religieuses.

L'anatomie est peu précise, le fonctionnement des organes inconnu.

Le cancer comme les autres maladies étaient

considérées comme un trouble général des humeurs, les saignées et les purges étaient le traitement médical le plus répandu.

L'anatomie a dominé la pratique médicale au XVI et XVIIèmes siècles, pour tenter de comprendre les causes des maladies et leurs symptômes.

Médecine de Molière

«De nombreuses personnes sont morts de leurs traitements et non pas de leur maladie. «

Le Malade imaginaire ICI,3, Molière

En dépit de nombreuses évolutions de la médecine, aucune réponse thérapeutique efficace et déterminante n'a été découverte avant le début de XIXème siècle. L'évolution de la médecine fut lente, hésitante, parfois contradictoires.

Rétrospectivement, c'est «l'âge de la révolution scientifique», le XIXème siècle représente un tournant majeur dans l'histoire de la science. Au lieu de demander pourquoi les choses se produisent, les scientifiques se sont tournés vers d'autres questions ; comment les choses se passent, et selon quelle règle, un passage spectaculaire de la spéculation à l'expérimentation.

Par contre, au quotidien, c'est un siècle où la médecine était sans efficacité, le médecin ridicule et parfois nuisible. C'est le siècle d'importantes avancées médicales et c'est le siècle de Molière et ses médecins qui nous font encore rire par leur prétention et leur ignorance.

A l'époque du roi Soleil, l'espérance de vie à la fin de XIXème siècle ne dépassait pas 25 ans. Des études ont pu montrer qu'à Genève par exemple, 40 % des enfants mouraient avant l'âge de cinq ans.

À Toulouse, 52 % des adolescents âgés de moins de 15 ans mouraient d'une maladie. Les hommes souffraient de leurs blessures de guerre, les femmes souffraient de l'accouchement et de ces complications. Il y avait également des épidémies comme la variole qui était au XIXème siècle la maladie infectieuse la plus meurtrière. On mourait aussi de tuberculose, de paludisme et de fièvre typhoïde.

Cependant au cours de XVIIème siècle, les connaissances scientifiques et médicales ont connu des avancées extraordinaires.

Plusieurs cs fausses idées de Galien ont finalement été infirmées.

L'anglais William Harvey a décrit avec précision la circulation du sang dans le corps, confirmant les découvertes des premiers érudits (comme Ibn Nafis et des Européens plus proches).

On lui doit également une découverte expérimentale cruciale : le rôle de pompe du coeur qui fait circuler le sang dans le corps.

On ne saurait s'étonner que la médecine si rudimentaire et imparfaite qu'elle fût encore ait largement bénéficié de ce préjugé favorable et de cet encouragement général.

Les médecins cessèrent progressivement de s'occuper d'astrologie ou de chimie pure pour se consacrer entièrement à leur Art.

Déjà mise en valeur pendant la Renaissance, la position sociale du corps médical se confirme avec éclat ; elle dépasse le cadre limité des cours princières ou des cénacles scientifiques pour s'imposer au grand public.

L'image du médecin était ridiculisée par l'incompétence de la médecine comme faisait Molière.

La médecine était empirique, sans théories scientifiques valables. Médecins diplômés et de non médecins pratiquaient la médecine.

Des médecins et des charlatans se succédaient dans les chambres des malades, y compris les malades des palais royaux, ou des gens aisés.

Molière n'a jamais été tendre avec la société de son époque. Les pièces composées tout au long de sa carrière se moquent sans retenue des comportements parfois ridicules et risibles des hommes du XVIIème siècle.

La médecine est un thème que l'on retrouve dans de nombreuses pièces de Molière : Le médecin volant bien sûr, Le médecin malgré lui, Le malade imaginaire.

Molière se moque de cette médecine impuissante à soigner le malade. Il se moque des pratiques de son temps : le latin pour dire des choses compliquées et imposer des remèdes néfastes et inefficaces.

Il se moque de ces médecins et de leur prétention, des grands airs qu'ils se donnent.

Toutes choses que fait Sganarelle à sa façon et qui provoquent le comique. Il faut dire que le personnage du médecin prête à rire avec sa grande robe noire, sa fraise et son chapeau pointu.

La médecine de 17ème siècle, se laissait guider par les vieilles théories d'Hippocrate et de Galien.

Argan : Les médecins ne savent donc rien, à votre compte ?

Béralde : Si fait, mon frère. Ils savent la plupart de fortes belles humanités, savent parler en beau latin, savent nommer en grec toutes les maladies, les définir et les diviser; mais, pour ce qui est de les guérir, c'est ce qu'ils ne savent point du tout.

Le diagnostic de Molière était exact, précis. Les médecins spéculaient sans savoir réel, discutaient des théories anciennes, d'astrologie et de philosophie, la science n'existait pas.

Depuis le XVIème siècle, la critique des dogmes antiques en médecine apparaît timidement. On oublie progressivement les théories de Galien et d'Avicenne pour chercher d'autres vérités scientifiques.

En cas de fièvre par exemple, le médecin de ce siècle parlait de fièvre récurrente, prolongée ou de fièvre hémorragique quand il y a une hémorragie qui accompagne cette fièvre.

Il était impensable de lier la cause de la fièvre à un abcès ou à une maladie précise. Le traitement était symptomatique, pour baisser la fièvre, améliorer l'État général du patient en attendant la guérison.

L'anatomie était imprécise, les fonctions des organes étaient méconnues ou mal étudiées.

Les médecins parlaient philosophie et religion, la médecine était une association des idées théoriques philosophiques, des spéculations, et même des superstitions.

La vérité scientifique été difficile à trouver.

Molière voyait aussi ces médecins comme prétentieux et envieux à la noblesse, désargentés, et incompétents.

Molière défendait les nobles, et la monarchie en premier.

Molière disposait d'une certaine culture médicale, peut être grâce au fait que certains de ses amis sont médecins et qu'ils l'ont sans doute complaisamment informé ; mais il a pu, en outre, observer les moeurs et les usages médicaux du temps durant des années.

Son approche comique de la médecine est fondée sur une information riche et dominée, et qu'il prend soin de respecter scrupuleusement la cohérence des symptômes médicaux évoqués.

Dans « Monsieur de Pourceaugnac «, on trouve une description clinique de l'hypocondrie, selon la science médicale du temps.

Dans Le Malade imaginaire, Molière entrevoit ce qu'on nommerait aujourd'hui dépression.

Les médecins de 17ème siècle, au temps de Louis XIV subissent régulièrement les attaques ironiques de Molière.

Le personnage du patricien vieillissant, jaloux d'un savoir dépassé et inefficace, apparaît à l'occasion d'une scène.

Le spectateur s'amuse de ses incompétences, de son orgueil méprisant, de ses habitudes grotesques. La caricature se construit sur une réalité existante et révèle l'image que les contemporains de l'écrivain se font de la médecine et des médecins.

Dans son ultime chef d'oeuvre, Le Malade Imaginaire, Molière décrit avec un humour le moment où Argon, dont le rêve est de devenir médecin, se présente à l'examen qui ouvre les portes de la profession.

Les maîtres de l'Université l'interrogent, à tour de rôle, en latin : Comment soigner l'hydropisie ?

Le candidat répond « Clysterium donare, postea saignare, ensuita purgare «. (Utiliser le clystère, puis saigner et enfin purger).

L'examinateur donne son avis « Bene, bene «. (Bien, bien)

Vient l'étude d'un cas pratique : un malade souffre de violents maux de tête, de fièvres, de douleurs abdominales. Que faire ?

Argon a la solution : « Clystérium donare, postea saignare, en-suita purgare».

«Bene, bene» lui répond t on.

Un maître plus malicieux tente de prendre le futur patricien en défaut : et si, malgré cela, le mal ne se dissipe pas ?

Argon triomphe : «Clystérium donare, postea saignare, ensuita purgare. Ensuita, resaignare et repurgare».

Le jury applaudit les brillantes réponses du candidat, le félicite et lui décerne le titre de docteur en médecine. Ses compétences démontrées à tous, il obtient le droit d'exercer son activité librement.

Les spectateurs s'amusent du comique de la situation.

Les acteurs jouent évidemment le rôle qui est le leur mais chacun reconnaît derrière leurs mimiques grossières et risibles les attitudes du praticien que l'on consulte parfois à regret.

C'est un fait, la médecine du Roi Soleil n'était pas efficace. Aujourd'hui, la chose est presque inconcevable.

Mais au 17ème siècle, les populations admettent que les soins prodigués par les spécialistes de la santé puissent emporter un malade affaibli.

Ce n'est pas pour rien que Molière se moque si cruellement des médecins de son époque. Leurs pratiques empiriques et dépassées sont souvent bien davantage responsables de la mort d'un malheureux patient que de la maladie elle-même.

Saignée et purges et peu de résultats

La physiologie reposait sur 4 humeurs :

- le sang : venant du coeur (caractère jovial, chaleureux).

- la pituite ou phlegme : rattachée au cerveau (caractère lymphatique)

- la bile jaune : venant du foie (caractère anxieux)

- l'atrabile : venant de la rate (caractère mélancolique).

Le terme humeur signifie liquide, ces «eaux du corps» censées faire seules la qualité des organes, dont la présence est visible à la couleur du visage ou de la peau et repérable selon la forme ou la variété des écoulements survenant au moindre incident.

Ces liquides s'échauffent, pourrissent, se dégradent, se déplacent ou stagnent, entraînant autant de maladies possibles.

On ignorait la cause des maladies infectieuses, on «soignait» avec des saignées, purgations, régimes alimentaires, ventouses (système de succion sensé attirer le mauvais sang), bains.

On cautérise les plaies avec un instrument rougi au feu.

Le roi Louis XIV n'échappera pas aux maladies de son temps (variole, scarlatine, rougeole) Il sera en mauvaise santé toute sa vie (dysenterie, goutte, fièvres, vapeurs, problèmes dentaires, etc). Il sera vaincu par la gangrène à 77 ans.

En 1665, Anne d'Autriche, la mère du Roi Soleil, se découvre atteinte d'un cancer du sein.

Les spécialistes se succèdent à son chevet et prescrivent divers élixirs aux savantes compositions. On dépose même sur sa poitrine malade des emplâtres de poudres de pierres.

Un traitement aussi rudimentaire n'est bien évidemment pas en mesure d'enrayer la progression du mal.

Au bout d'une année, la tumeur a tellement grossi que les chairs en viennent à pourrir, la gangrène s'installe.

Contemplant sa main enflée, la souveraine a une phrase qui en dit long sur ses souffrances «Ne mourrai-je pas bientôt ?».

Le 20 Janvier 1666, c'est chose faite.

Au XVII° siècle, la saignée est l'une des rares thérapies que l'on connaisse.

Les maîtres de l'université, enfermés dans les convictions héritées des savants du Moyen- Age, demeurent persuadés que le sang transporte à l'occasion les « mauvaises humeurs « responsables de la maladie.

Pour combattre le mal, il faut évacuer les éléments nocifs par d'abondants saignements que le chirurgien provoque d'un coup de lancette.

On saigne pour n'importe quel motif. Du nourrisson au vieillard, chacun subit la douloureuse épreuve sans protester : qui oserait contester le savoir d'un docteur de la faculté ?

La saignée vient à bout de bien des maux croit on : elle facilite la percée dentaire du nouveau-né, adoucit la grossesse des femmes enceintes et rend l'accouchement moins douloureux.

La duchesse de Bourbon, fille de Louis XIV, attrape la vérole, l'une des plus terribles maladies d'autrefois. On la saigne à quatre reprises.

Le marquis de Sourches raconte qu'un courtisan de Versailles accourt au passage du roi. Il est tant ému qu'en s'inclinant pour la révérence, il heurte violemment le coude de son voisin.

Un flot de sang volumineux s'échappe du nez blessé. Le médecin que l'on appelle aussitôt prescrit pour soigner le traumatisme...une saignée.

Quand on ne saigne pas, on purge. Il s'agit d'introduire à l'aide d'une énorme seringue une grande quantité d'eau aromatisée dans le corps du patient par l'anus.

Le liquide injecté doit, pense-t-on, nettoyer les entrailles et permettre l'évacuation rapide des «mauvaises humeurs» responsables d'une douleur à l'estomac, d'un désordre intestinal, d'une digestion difficile.

Le roi lui-même ne peut échapper aux purges quotidiennes (Jusqu'à dix huit en une seule journée) que lui administre son médecin personnel Fagon.

Quand cela ne suffit pas, les praticiens disposent de tout un arsenal de potions aussi compliquées à préparer qu'elles sont inefficaces.

On retrouve en cherchant bien des médecins anciens efficaces, par chance, ou par savoir : le médecin de Catherine de Médicis qu'il guérit, dit on, d'une stérilité fâcheuse, celui de Diane de Poitiers qu'il sauva d'une grave maladie.

A croire une grande dame de 17ème siècle, « on ne trouvait parmi les médecins de ce temps là ni civilité, ni société.»

Mais Mme de Sévigné dans ses lettres répare ce jugement accorde à certains, en même temps qu'une grande civilité, « un esprit qui l'intéresse et l'amuse».

Molière ne ridiculise pas les médecins, il pointait le ridicule de la médecine de son époque

Réf

Médecin au XVII siècle, Docteur André CRUSSAIRE, Ed : Vigot frères, Paris, 1910

Michelle Caroly ; Le corps du Roi Soleil ; Les éditions de Paris ; 1999

Vial R. Moeurs, santé et maladies en 1789. Ed. Londreys, 1989

Médecine au dix-septième siècle

Au 17ème siècle, la médecine repose encore sur des théories élaborées durant l'antiquité, notamment celle de Galien, inspirée d'Hippocrate et d'Aristote

Au 17ème siècle, on croit à la théorie des quatre humeurs «liquides» : le sang, la lymphe, la bile jaune et la bile noire.

On pense que la santé repose sur l'équilibre de ces quatre humeurs.

Tout déséquilibre entraîne des «sautes d'humeur» ou menace la santé.

Pour rétablir l'équilibre, c'est-à-dire pour soigner le patient, on pratique des saignées (écoulement du sang), des purges, des lavements ou des régimes. Ces pratiques ont évidemment pour conséquence d'affaiblir le malade.

L'espérance de vie est très brève (25 ans en moyenne) en raison d'une forte mortalité infantile.

Les épidémies (peste, choléra...), ces maladies qu'on ne sait ni soigner par les antibiotiques ni les prévenir par les vaccins, ni par l'hygiène provoquent de nombreux décès.

Au début du XVIIIème siècle, les connaissances médicales sont l'héritage de la médecine de l'Antiquité : Hippocrate, au 5ème siècle avant J.-C., puis Galien au 2ème siècle après J.-C. en sont des grandes figures.

Leur conception de la médecine, innovatrice en leur temps, marqua des dizaines de générations de médecins, jusqu'au XVIIIème siècle qui verra le bouleversement de ces concepts.

Hippocrate

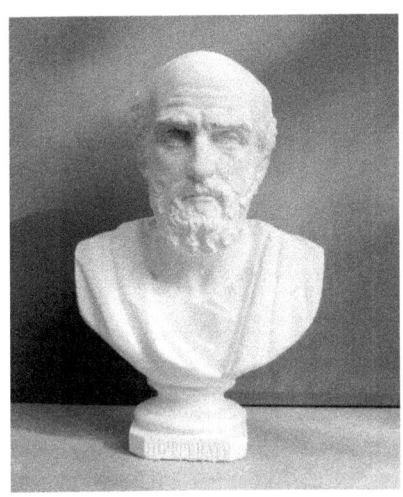

Hippocrate, médecin grec ayant vécu au 5ème siècle avant J.-C, nous a laissé peu de témoignages sur la vie publique.

Par contre, restent de nombreux textes traitant de sujets médicaux, transmis jusqu'au Moyen-âge, rassemblés sous le titre de « Corpus Hippocratum».

Ces textes, au nombre d'une soixantaine, se présentent sous forme de véritables documents, ou d'annotations d'ordre clinique, et peuvent être considérés comme la première grande encyclopédie médicale, puisqu'elle traite non seulement des maladies, mais aussi des facteurs favorisants, de l'anatomie, de la physiologie, des épidémies, des pronostics, etc.

Quelle que soit leur présentation, tous révèlent une même volonté didactique, énonçant les principes généraux qui sont les fondements de la «médecine Hippocratique».

Ces principes sous exprimés sous la forme d'aphorisme, les fameux «aphorismes d'Hippocrate», faciles à apprendre par coeur et à réciter, qui seront transmis et appris jusqu'au XVIIIème siècle.

Dans sa pratique médicale, Hippocrate était médecin et chirurgien. Il soignait fractures et plaies, pratiquait saignées, cautères, purgatifs et vomitifs.

Les prescriptions médicamenteuses se référaient aux trois règnes existants à l'état naturel : le minéral, le végétal et l'animal.

Hippocrate édicta des principes guidant l'action du médecin, tels que :

- La priorité absolue à l'instruction du médecin, qui devait avoir lu et appris, avoir été formé par des maîtres, connaître la nature du corps humain, sa composition, son anatomie et ses réactions devant la maladie.

- Qu'importe les connaissances théoriques, l'expérience personnelle devait tenir une place primordiale dans sa formation.

- Rien ne devait remplacer l'interrogatoire et l'examen du malade, auprès duquel le médecin devait longuement s'entretenir, et qu'il devait regarder, toucher et palper.

Le médecin pouvait alors formuler un diagnostic, envisager un pronostic et proposer un traitement adapté.

Il s'agissait donc d'une méthode reposant sur le pragmatisme.

A ces principes concernant l'exercice médical s'ajoutaient d'autres concepts portant sur la composition de l'univers et du corps, qui s'appuient, selon Hippocrate, sur les 4 éléments fondamentaux : l'eau, la terre, le feu et l'air.

Quatre caractères naissent de ces 4 éléments : le chaud, le froid, le sec et l'humide.

De même, le corps est composé de 4 humeurs : le sang, la lymphe (ou phlègme), la bile jaune et la bile noire.

C'est la théorie des humeurs, théorie selon laquelle le corps contient les 4 éléments du monde sous forme d'humeurs, distinctes par leur aspect et par leur qualité :

- Le sang trouve sa source dans le coeur, véhicule la chaleur nécessaire à la vie et se tempère dans le coeur au contact du « pneuma « (ou « esprit de vie «), qui circule dans tout le corps par les veines.

- La pituite (ou lymphe ou phlègme) provient du cerveau et propage le froid.

- Originaire du foie, la bile jaune est sèche.

- L' astrabile ou bile noire ou «mélancolie» , humide, se rend de la rate à l'estomac.

Les aliments et les boissons sont capables de les renouveler dans les proportions harmonieuses qui traduisent l'état de santé, instaurant ainsi un équilibre rationnel où les qualités premières sont réparties de façon qu'aucune ne prime sur les autres.

Les influences naturelles, en particulier les tempéraments et les saisons, modifient l'équilibre humoral dans des proportions relativement faibles.

En marge du tempérament modéré, qui résulte de l'équilibre parfait des quatre éléments dans l'homme, il existe un tempérament qui, à son tour, peut se révéler simple ou composé.

Les physiologistes anciens arrivent à 4 combinaisons acceptables : le tempérament chaud humide, le chaud sec, le froid humide, le froid sec.

Les saisons influencent les tempéraments.

En hiver, c'est le froid et l'humidité qui prédominent, d'où prédominance dans le corps de l'humeur froide et humide qui est le phlegme.

Au printemps, humide mais presque chaud, c'est le sang qui devient abondant. En été, saison sèche et chaude, c'est la bile jaune qui prend le dessus.

Enfin en automne, époque sèche et froide, c'est la bile noire qui prédomine.

Pour Hippocrate, seul l'examen associé aux connaissances et à l'expérience peut guider le médecin dans ses décisions.

Les moyens thérapeutiques font appel à deux procédés différents, selon les maladies : soit le mal doit être soigné par son contraire, soit il doit être traité par des phénomènes similaires.

Avec Hippocrate apparaît une médecine basée sur un enseignement pragmatique, une prudence dans les décisions thérapeutiques, une recherche de l'équilibre des humeurs.

Galien

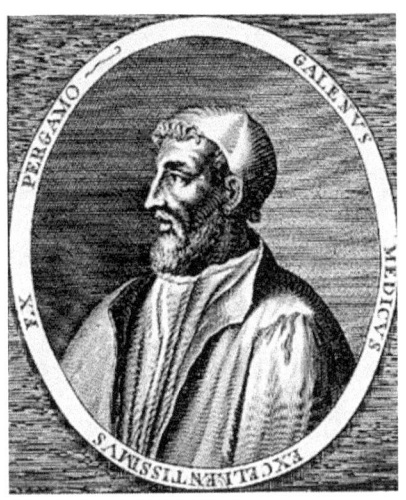

Avec Galien (129-201) s'ouvre une nouvelle ère de la médecine. Opposé aux principes d'Hippocrate, adopte de la théorie des 4 humeurs, dont le bon équilibre est garant de bonne santé.

C'est l'époque de la « médecine arithmétique «, qui repose sur l'association des 4 éléments, des 4 humeurs et des 4 tempéraments.

Théoricien, expérimentateur, il pratique des dissections sur les singes, dont il tire de fausses dispositions anatomiques attribuées à l'homme.

Son grand mérite est de montrer que l'anatomie et la physiologie sont inséparables en médecine.

Après Erasistrate (304-245 av. J.-C.), qui formulait la double erreur de croire que les artères ne contenaient que de l'air et que les veines conduisaient le sang aux diverses parties du corps, Galien démontra que les artères étaient remplies de sang mais qui n'était pas un sang nourricier comme celui des veines. Se pose alors la question du passage de l'air des poumons dans tout le corps. Galien répond ainsi :

« Il n'y passe pas : l'air attiré est rejeté ; il sert à la respiration par sa température, et non par sa substance ; il rafraîchit le sang, et c'est là tout l'usage de la respiration. «

Il affirme qu'il existe une communication constante entre les deux ventricules cardiaques, par des pores invisibles.

Selon Galien, les veines portaient le sang aux parties pour les nourrir. Il distinguait néanmoins un « système veineux ou sanguin «, le sang des veines et du coeur droit, et un « système artériel «, appelé encore aérien ou spiritueux, le sang des artères et du ventricule gauche.

William Harvey (1578-1657) montrera en 1628 qu'il s'agit d'un mouvement circulaire.

Galien reprend également le principe du «pneuma», largement développé au 1 er siècle après J.-C. Le «pneuma» est le «souffle de vie qui anime l'organisme et crée la vie».

Quand ce «souffle» ou «esprit» de vie souffre, apparaissent les maladies. Cet esprit se manifestait sous plusieurs formes :

- le «pneuma psychique» ou «esprit animal» siégeait dans le cerveau et occupait le centre des sensations et du mouvement.

- Le «pneuma zootique» ou «esprit vital» siégeait dans le coeur, centre de la circulation et de la thermogenèse.

Le «pneuma physique» ou «esprit naturel» siégeait dans le foie, centre de la nutrition et des métabolismes.

On lui doit un remarquable esprit de synthèse des doctrines philosophiques liées à la médecine.

Il souligne également l'importance d'une bonne observation des patients.

Il fut également à l'origine des débuts de l'hygiène, en encourageant la création d'égouts, de latrines et de fontaines dans les villes de l'Empire.

Il eut une grande influence sur la médecine des siècles à venir.

17ème siècle et influence des anciens

Trois influences majeures siècles précédents avaient à compter avec: aristotélisme, galénisme, et Paracélsianisme.

Aristotélisme au XVIIème siècle était une vue générale de la nature, en particulier en ce qui concerne les sciences de la physique et de la biologie.

Deux mille ans après sa mort, les doctrines d'Aristote ont connu de nombreux changements par différentes cultures.

Avant le XVIIème siècle, la méthode expérimentale apparaît.

Les doctrines d'Aristote étaient souvent les résultats d'une seule observation, parfois fortuite, sans méthode et sans vérification suivie de spéculation philosophique.

Au XVIIème siècle l'aristotélisme défendait la relation entre l'astrologie et la médecine.

Aristote prétendait que la terre sphérique navigue dans un univers sphérique de taille finie, se déplaçant selon un plan précis selon les concepts de l'astrologie.

Ces idées, on les retrouve dans les enseignements de Galien aussi, qui étaient à la base de la médecine jusqu'au XVIIème siècle.

Une autre influence sur la médecine du XVIIème siècle était le galénisme, qui, comme l'aristotélisme, embrasse les concepts développés par Galien au deuxième siècle après JC.

Les oeuvres de Galien étaient imprégnées d'une volonté de recherche mais à partir d'une idée préconçue, manquent de rigueur et de précision.

Ses nombreux disciples avaient tendance à accepter ce que Galien avait dit, en critiquant ses méthodes.

Paracelse

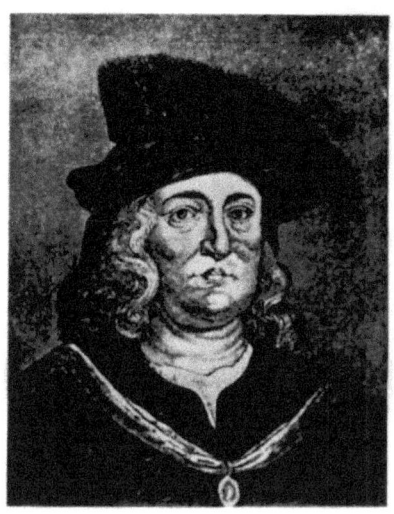

Un autre acteur, 1493 - 1541, Salzbourg, alchimiste, astrologue et médecin suisse, d'expression allemande).

En s'opposant à la dépendance médiévale à long terme sur les oeuvres de Galien et Avicenne, et en mettant l'accent sur l'observation et l'expérience, Paracelse était un révolutionnaire.

Il a rétabli Hippocrate comme le seul médecin valable du passé.

Pour lui, le médecin était un mage qui pourrait diriger les forces astrales pour guérir, ajuster les constellations pour luter contre la maladie.

L'Astrologie est devenue un aspect important de la doctrine médicale de Paracelse.

L'influence la plus notable de Paracelse était sur la chimie et sur la médecine.

Il a conclu que le corps humain était une machine chimique.

Tandis que les médecins galéniques avaient compté principalement sur les plantes médicinales, Paracelse a popularisé l'utilisation des minéraux.

Ces médicaments chimiques seraient en concurrence avec l'école galénique pendant les deux siècles à venir et vont enfin trouver leur place dans les pharmacopées scientifiques.

Nouvelles Philosophies

La médecine ne pouvait avancer sans changer les idées qui régissaient la pensée médicale, sans libérer la médecine de la religion, de l'astrologie et des idées spéculatives.

La philosophie au 17ème siècle fera la transition entre les idées anciennes et les idées qui vont rendre la médecine de plus en plus scientifique, et de moins en moins philosophique.

Descartes

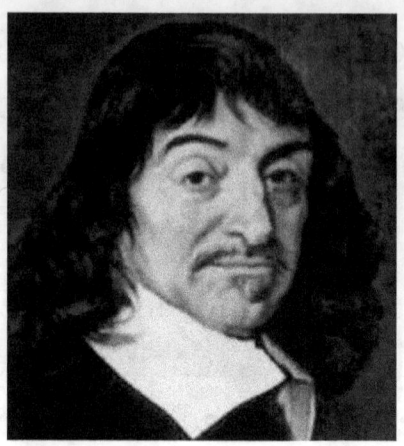

René Descartes (1596-1650) a représenté les idées qui étaient une transition entre les anciens systèmes de philosophie et la pensée qui surgir après la dix-septième siècle.

Le Discours de la Méthode de Descartes en 1637 en faveur d'une généralisation de la méthode mathématique et le développement d'une image géométrique du monde invite à la raison et à la cohérence.

Descartes a commencé par des idées générales, arrive des vérités évidentes.

Pour Descartes l'expérience était illustrative, utile quand le raisonnement déductif n'a pas été concluante. Descartes perpétue les tendances spéculatives de la tradition passée.

Il a été généralement opposé aux théories aristotéliciennes.

Pour Descartes, les objets naturels étaient gouvernés par des principes scientifiques.

Cette transition va convaincre les médecins progressivement à chercher le principe scientifique et non plus à l'expliquer par le discours.

Bacon

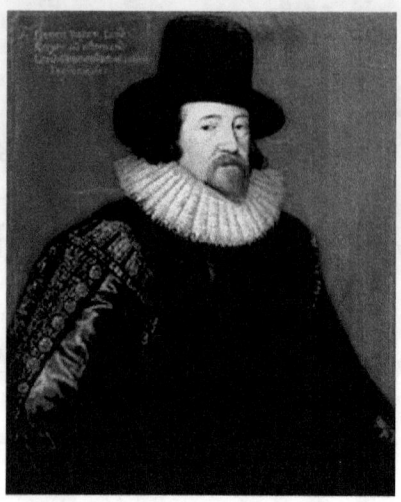

Un autre philosophe de la science était Francis Bacon (1561- 1626), comme Descartes, il considérait la science utilitaire.

Il disait que la science doit aider à comprendre et améliorer la vie des humains.

Bacon pensait que l'humanité ne cesserait d'accumuler les avantages de l'activité scientifique pour aller de plus en plus loin dans les découvertes.

Il avait presque théorisé l'idée du progrès qui va gagner l'occident.

L'idée de progrès était nouvelle au XVIIème siècle. Les Grecs avaient considéré la science spéculative et surtout philosophique supérieure aux sciences dures.

Pour la plupart des peuples anciens, le temps et le monde étaient cycliques plutôt que progressif.

Les civilisations surgissent puis disparaissent. Comme Bacon, Descartes croyait à l'idée du progrès, il croyait que ses propres pensées spéculatives pourraient indiquer la voie à suivre.

Bacon en revanche considérait que le raisonnement à partir de faits est le meilleur moyen pour progresser.

Naissance de la chimie médicale au 17ème siècle

Iatrochimie, ou la chimie médicale, était le nom donné à la fusion de l'alchimie, la médecine et la chimie qui a été pratiqué par les disciples de Paracelse au XVIème et XVIIème siècles, une alternative à la nouvelle philosophie et l'application des sciences modernes.

Helmont

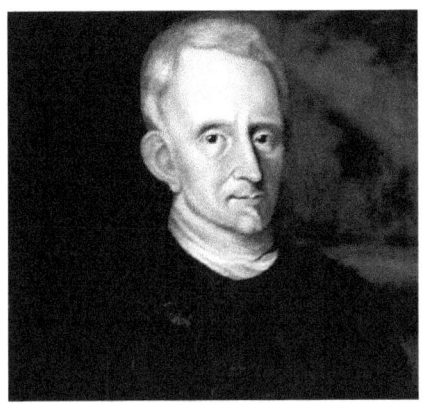

Jean Baptiste van Helmont (1577-1644) a été le premier iatrochimiste du XVIIème siècle.

Après avoir eu un diplôme de médecine en 1599, Van Helmont était déçu de la médecine galénique livresque pratiquée dans les écoles.

Il a choisi une carrière de recherche privée. Son opposition aux doctrines établies de la médecine et des enseignements médicaux d'Église le met en conflit avec l'Inquisition espagnole, qui le harcelait pendant une bonne partie de sa vie.

Van Helmont préconisait la quantification et l'expérimentation. C'est le premier chimiste qui a comparé l'urine et l'eau, pour découvrir une différence de poids et de densité.

Il est le premier chimiste a inventé le terme gaz dérivé du grec et du latin «chaos»), pour décrire la composition d'air, un mélange de plusieurs gaz.

Van Helmont croyait que les substances de base du monde ne sont pas les quatre éléments d'Aristote et de Galien, ni les trois principes de Paracelse. Au lieu de cela il a pensé que toute matière était réductible à l'eau.

Comme Paracelse, Van Helmont était un fondateur de la notion de maladie comme une entité distincte.

Ce fut par opposition à la notion galénique que la maladie faisait partie de la personne, un dérangement de ses humeurs.

Contrairement à Paracelse, Van Helmont n'a pas accepté les principes astrologiques comme fondamentaux dans l'apparition de la maladie.

Par expérience, il a conclu que les ferments (enzymes) sont un élément fondamental de tous les mécanismes physiologiques, ce qui n'est pas loin de nos points de vue contemporains.

Le rejet de Van Helmont de la conception galénique de la maladie a également provoqué son rejet de la méthode thérapeutique galénique.

Pour lui, la fièvre n'était pas la pétrification des humeurs, mais une réaction à une invasion, une intrusion, ou un agent irritant.

Il a ainsi refusé d'utiliser les saignées et les purges supposées rétablir l'équilibre humoral.

Il a utilisé des médicaments chimiques, et a amélioré l'utilisation du mercure.

Le Boë

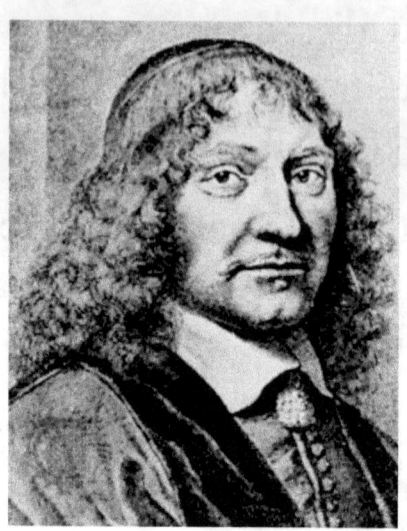

Un autre chimiste importante était Franz de le Boë, appelé Franciscus Sylvius (1614-1672). Son approche de la médecine a été empirique, en utilisant les plus récentes découvertes de la chimie.

Sa théorie ne comprenait pas les humeurs de Galien, mais elle était basée sur le concept des acides organiques.

En s'appuyant sur l'observation et l'expérience directe. Bien que ses expériences, à partir de laquelle il a fait des généralisations hâtives étaient plutôt des observations, que d'expérimentation.

Il a fourni un nouveau système de médecine, fondée sur des concepts chimiques.

Il a fait de la biologie et les analyses du laboratoire un outil essentiel pour la pratique de la médecine.

Atomisme en médecine au 17ème siècle

Le concept prend ses origines dans l'antiquité, a été développé par Démocrite.

Les différences entre les objets physiques étaient dues à la forme, la disposition et le mouvement des atomes, qui sont en nombre infini et dispersé dans un vide infini.

L'atomisme a été relancé dans le troisième siècle avant JC par Épicure, dont les intérêts étaient éthiques.

La survie de l'atomisme était due au poète romain Lucretius du premier siècle avant JC, qui a mis les doctrines d'Épicure sous la forme d'un poème élégant : De rerum natura.

Gassendi

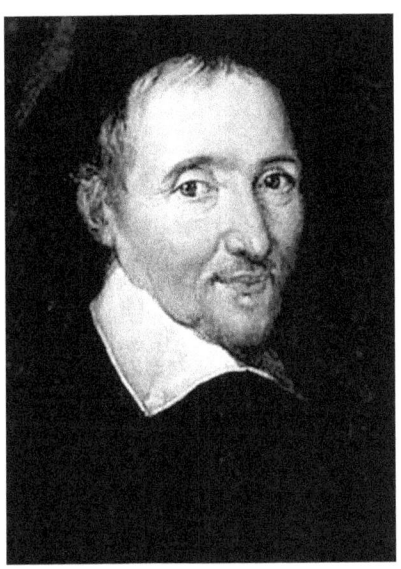

L'atomisme, peu populaire au moyen âge en raison de son ton athée, ce principe a été redécouvert à la renaissance au XVIIème siècle grâce aux efforts de Pierre Gassend, dit Gassendi (1592-1655).

Il critiqua Aristote, sans oser publier tous ses livres, développa une théorie atomiste à la manière de Démocrite, à laquelle il superposa une approche harmoniste des éléments qui composent le monde.

En astronomie, il fut un pionnier de l'observation des planètes à la lunette.

En physique, il a étudié la chute des corps et les lois du choc, expliqué la hauteur des sons et mesuré leur vitesse de propagation.

Gassendi était un prêtre catholique intéressé par la science, un rationaliste croyant.

Pour faire accepter l'atomisme dans la pensée religieuse, il a traité la question autrement.

Dieu avait créé les atomes, et Dieu est en mesure de les détruire, leurs mouvements ne sont pas déterminés par le hasard ou la nécessité, et par l'intervention constante de Dieu.

Cette approche a participé à la réapparition de l'atomisme à la renaissance.

Boyle

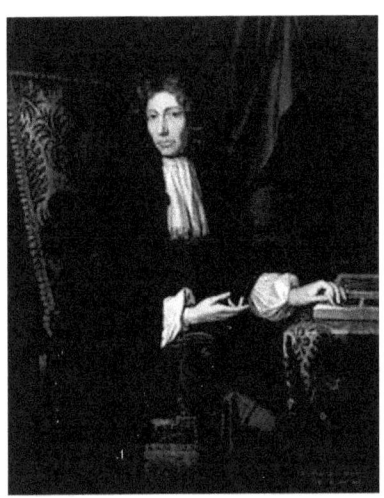

Robert Boyle (1627-1691) était un autre promoteur important de l'atomisme. Cependant, contrairement à la plupart des physiciens du dix-septième siècle, il n'était pas intéressé par les mathématiques.

Boyle a conçu la pompe à air avec lequel il a démontré la nécessité de l'air pour la vie.

Il a également formulé ce qui est venu à être appelé «loi de Boyle» : le volume d'un gaz varie inversement avec la pression à une température constante.

Ses écrits ont couvert une variété de sujets, y compris la respiration, le magnétisme, la chimie du sang, et même du vin.

Bien qu'il ne fût pas médecin, Boyle a fait un travail approfondi sur les plantes médicinales.

L'utilisation empirique de Boyle était une approche plus scientifique que l'emploi des médicaments en fonction de leur classification galénique.

Boyle cherchait l'efficacité, même quand elle ne connaissait pas l'explication de cette efficacité.

Réf

Riese. W : La théorie des passions à la lumière de la pensée médi-cale du XVIIe siècle, Édit Karger, 1965

Delaunay P. Le monde médical parisien au XVIIIe siècle. Librai-rie médicale et scientifique, 1906

King L. S. The médical world of the eighteenth century. The Univesity Chicago Press, 1958, 346 p

WALSH, Makers of Modern Medicine (Fordham University Press, New York, 1907); NICHOLS, Morgagni

Ph.Meyer, P.Triadou: Léçons d'histoire de la pensée médicale, Edition: Odile.Jacob, 1996, pp 182-185

López Piñero, J.M., Historia de la medicina, Madrid, Biblioteca Historia 16, 1991, pp. 50-53.

Riera, J., Historia, medicina y sociedad, Madrid, Ediciones Pi-rámide, 1985, pp. 196-197.

Laín Entralgo, P., Historia universal de la

medicina, Tomo 5, Barcelona, 1976, p. 24. 6
Ibid., p. 25.

Giovanni Battista Morgagni

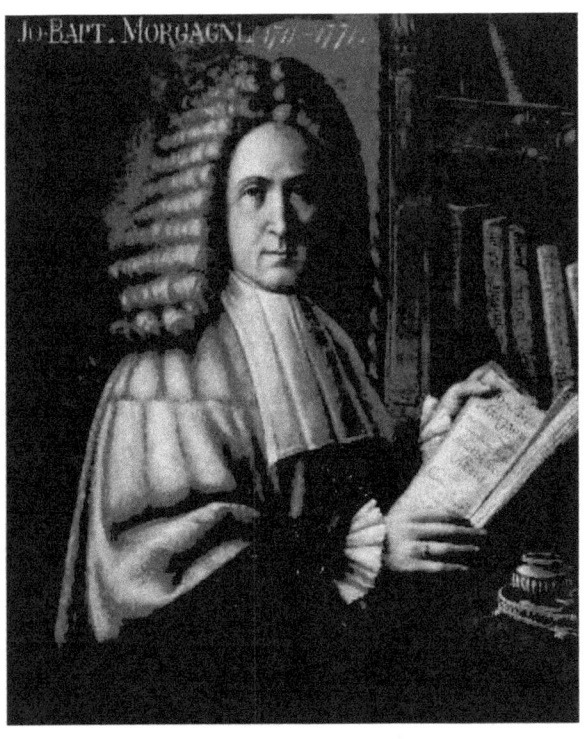

Portrait de Morgagni dans le hall de l'université de Padoue

Si vous aimez la littérature, ou si vous aimez l'histoire de la médecine, vous pouvez lire des pages émouvantes, écrites par un médecin italien nommé Giovanni Battista Morgagni sur son maître en médecine Valsalva, des pages qui témoignent de l'estime, de la vénération que Morgagni avait pour son maître.

Ces paraphes témoignent également d'un talent littéraire, pour décrire cette communion spirituelle dans laquelle vivaient ces deux grands esprits de l'époque.

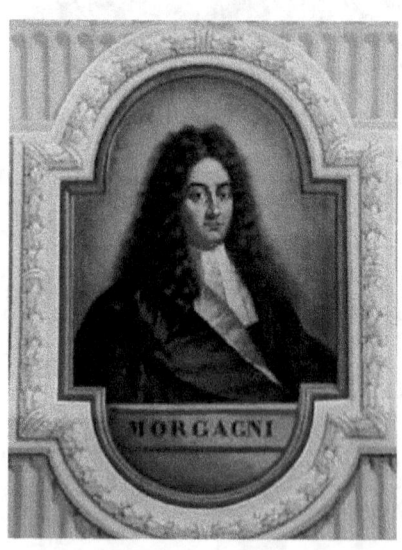

Étrangement, Valsalva avait gardé de son maître, un autre grand médecin nommé Malpighi, une profonde dévotion et un attachement sincère, il témoignait de la sensibilité et de la noblesse d'esprit de son élève Morgagni.

Parmi les grands médecins de l'école italienne, Morgagni occupe une place à part, il est l'initiateur de l'anatomie pathologique.

C'est la renaissance qui a vu le triomphe des études anatomiques, le XVIIème siècle a été caractérisé par l'anatomie et l'histologie, la médecine va changer progressivement et va s'orienter vers les organes.

L'étude systématique et les observations précises des maladies étaient encore la proie de l'empirisme et de l'hypothèse.

Giovanni Battista Morgagni changera définitivement la médecine.

Le retentissement du livre de Morgagni « De sedibus et causis morborum per anatomen indagatis «Investigations anatomiques sur les causes et les localisations des maladies» publié en 1761, lui a valu le titre de «Père de l'Anatomie Pathologique».

Ses écrits anatomiques représentent l'essentiel de ses publications. Virchow, un autre grande médecin aimait qualifier Morgagni, «Père de la Pathologie Moderne.»

Biographie de Morgagni

Morgagni est né le 25 février 1682, et décède à Bologne, le 6 décembre 1771. Il révèle tôt des dispositions d'hommes de science et de lettres.

Passionné de philosophie et de poésie, il est attiré par les études médicales.

La médecine au 18ème siècle était une association de données inexactes à des idées philosophies et religieuses. L'anatomie était peu précise, le fonctionnement des organes inconnu. Le cancer comme les autres maladies était considéré comme un trouble général des humeurs, les saignées et les purges étaient le traitement médical le plus répandu.

Considéré comme le fondateur de la «pathologie dans sa forme moderne. On l'appelait «Sa Majesté anatomique» en Europe.

Giovanni Battista Morgagni est le fils de Fabrizio Morgagni et Maria Tornielli. Son père est mort quand il avait sept ans, ses deux frères aînés décèdent précocément.

Il a été élevé et éduqué par sa mère, qui lui a appris le latin. Elle a fait de son fils un passionné des belles lettres.

On dira toujours de lui qu'il était éloquant, qu'il savait manier le verbe et qu'il avait une belle plume.

Jeune homme, il écrivait de la poésie. Un de ses poèmes a été consacré à un homme qui l'a sauvé de la noyade quand il avait treize ans, et à qui il a offert plus tard une pension à vie.

Il est né sans titre, il est mort avec des titres de noblesse; une plaque commémorative à Padoue comme «nobilis Forolensis» ou : Il était anoblit.

À 14 ans, Morgagni fut inscrit à la prestigieuse Académie des Filergiti de Forli, où il va étudier non seulement le latin, mais les mathématiques, l'astronomie et l'archéologie.

Il va offrir une belle démonstration de son apprentissage précoce.

18 Novembre, 1698, à l'âge de seize ans, il est inscrit à l'université de Bologne pour étudier la médecine, et l'anatomie.

Il fut Morgagni admis à l'Academia degli Inquieti en 1699 et en est devenu le chef en 1704.

Il a réformé l'académie selon le modèle français de l'Académie Royale des sciences. Il a accepté une invitation à tenir des réunions dans le manoir appartenant à Luigi Ferdinandino Marsili, ouvrant ainsi la voie à son intégration dans l'Institutio delle Scienze fondé par Marsili en 1714.

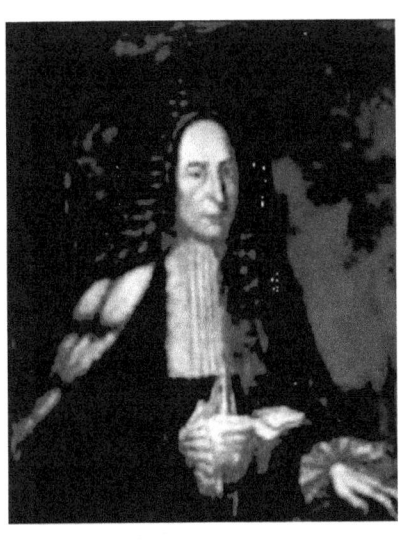

Antonio maria valsalva

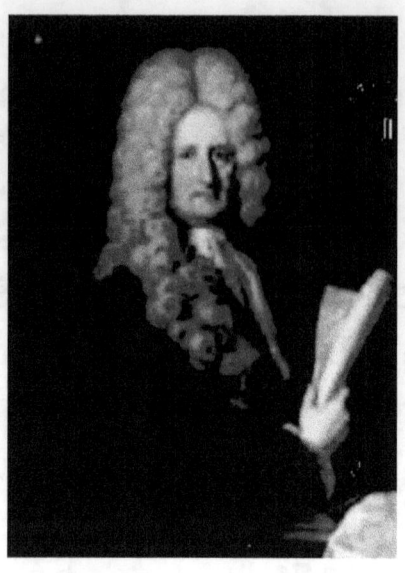

Portrait de Luigi Ferdinandino Marsili

Dès le début de ses études, Morgagni commence à noter ses constatations dans son journal. Il pensait qu'il était intéressant de relire, et de réfléchir.

Morgagni reste fidèle à cette méthode toute sa vie, ce qui va lui permettre de recueillir et de classer entre 1 699 à 1767 ses observations cliniques et ses résultats anatomiques, les discussions et les critiques relatives à chaque cas.

16 Juillet 1701 Morgagni reçoit son diplôme avec mention d'honneur en philosophie et en médecine, après avoir attiré l'attention de ses professeurs par ses capacités et ses jugements.

Après ses études, il devient l'assistant de Valsalva, un grand médecin. Il aidait également son maître dans le diagnostic, l'enseignement, et dans la compilation des ses livres.

Il devient président de l'établissement en 1704 à l'âge de 22 ans.

En 1705, il donne une série de conférences sur l'anatomie. À 24 ans, il est à

Bologne pour faire une conférence sur l'anatomie, et publie une série de notes appelée «Adversaria Anatomica», dédicacé à Luigi Ferdinandino Marsili (1706).

Morgagni a déjà une bonne réputation en assistant Valsalva dans la préparation de sa dernière et la plus célèbre conférence : De Aure Humana (1704).

Il travaille avec Valsalva puis en 1707 il se déplace à Venise, où il reste jusqu'au mai 1709.

Morgagni était contraint de quitter Bologne, après un conflit avec l'influent Giovanni Girolamo. Venise lui offre la possibilité d'étudier la chimie avec Gian Girolamo Zanichelli (1662-1729), et d'étudier la structure anatomique des poissons.

Il commence avec lui sa formation en anatomie comparée. Il était surtout intéressé par la richesse de la bibliothèque de l'école de médecine à Venise.

Il a effectué un certain nombre de dissections de cadavres humains avec Gian Domenico Santorin (1681-1737) qui était à l'époque le professeur d'anatomie à l'université de Venise.

En Juin 1709, Morgagni retourne à Forli, où il pratique la médecine avec beaucoup de succès.

En Septembre 1711, il est invité à Padoue en tant que professeur dans la seconde chaire de médecine théorique, pour remplacer Antonio Vallisnieri (1661-1730), qui avait été promu à la présidence, après la mort de Domenico Guglielmini (1655-1710).

La décision de l'université fut motivée par l'intelligence et par la pureté morale de Morgagni.

Morgagni a prononcé son discours inaugural le 17 Mars 1712.

Il donne sa première leçon à l'université, six mois plus tard, le 17 Mars 1712 où l'on a pu admirer sa maîtrise et son latin.

Morgagni annonça dès sa première conférence : «nous ne pouvions pas décider de la nature d'une maladie sans rattacher cette maladie à un groupe d'organes.»

Morgagni avait décidé de se marier avec une italienne Paola Vergeri, fille d'une famille riche. Ils vont avoir 15 enfants.

En 1715, il a été nommé à la première chaire d'anatomie.

Il a commencé son enseignement avec un discours inaugural le 21 Janvier 1716, et à partir de 1826 il était le seul professeur de cette discipline à Padoue.

Pendant cette période, Morgagni étudie la structure et la nature du tissu adipeux, la musculature du tube digestif, ainsi que les voies biliaires. Ces études font l'objet d'un deuxième ouvrage.

Morgagni était un excellent professeur et un écrivain prolifique.

Son travail Adversaria Anatomica (1706-1719) est une série de recherches sur l'anatomie. Il a la réputation d'un anatomiste précis et sérieux.

Les trois premiers volumes, contenant ses notes de recherche sur l'anatomie ont été publiés de 1706 à 1717, tandis que les derniers volumes, IV à VI, ont été publiés en 1719. Il est célèbre dans toute l'Europe.

Les études de Morgagni fournissent des informations nouvelles et précieuses sur les glandes du larynx, de la trachée et des régions de la glotte, de l'urètre masculin, et des organes génitaux féminins, les plis du canal anal, le sein, le myocarde.

Les étudiants et les médecins de son pays et de l'étranger venaient à Padoue entendre le maître incontesté.

Morgagni cherchait à sortir la médecine de la spéculation philosophique par une méthode nouvelle, fondée sur l'observation scientifique où il fallait décrire le phénomène avec clarté et précision, organiser et systématiser les conceptions médicales, si désordonnées à son temps.

Après son anatomica Adversaria de 1719, Morgagni n'a publié aucune oeuvre majeure jusqu'en 1761, à l'âge de 79 ans.

Cette année est apparu son livre, le plus important, un livre majeure dans l'histoire de la médecine.

La longue activité scientifique de ce médecin, et l'énorme matériel d'observation recueilli à la table de dissection sont enfin mis en valeur dans son ordre principal : de sedibus et causis morborum per anatomen indagatis.

Un livre d'anatomie, de physiologie et de biologie qui tente d'interpréter la lésion, cherche à lier la lésion à sa cause. L'anatomie pathologique est en train de naître.

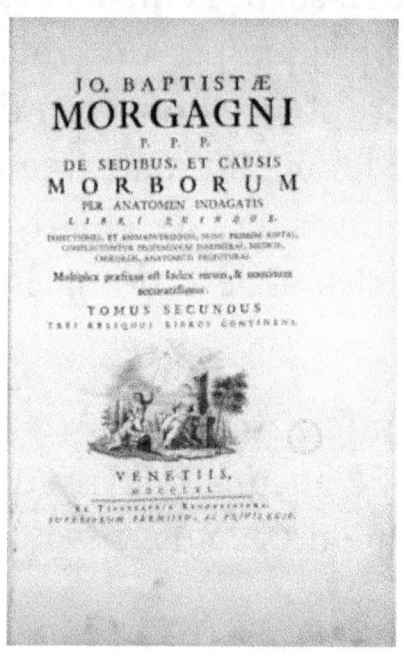

C'est ainsi que ce grand médecin pose comme principe de toute étude médicale : la recherche de la cause, et son lien avec la localisation de la lésion.

Ainsi, il libère la médecine moderne des dogmes philosophiques et des généralisations.

Dans ce travail extrêmement vaste, il rapporte des détails précis et exhaustifs, des conclusions de 640 autopsies.

Pour la première fois dans l'histoire de médecine, on trouve une corrélation entre la lésion trouvée et les symptômes.

En 1761 Morgagni publie sa plus grande contribution à la médecine, De sedibus et causis morborum pour anatomen indagatis: la grande œuvre de Forli réglé une fois pour toutes la corrélation entre l'observation anatomique et la pratique clinique, l'accent a été mis de l'étude de la nature de la maladie le siège de la maladie.

Le 2 Septembre, 1770 est décédé l'épouse de Morgagni, tandis que «Sa Majesté Anatomica» est mort d'un accident vasculaire cérébral dans la soirée du jeudi 5 Décembre 1771, à 2 Via San Massimo, à Padoue.

Il a été enterré dans la proximité Église de saint Maxime.

En 1773, lcs 5.000 volumes de sa bibliothèque ont été achetés par la Bibliothèque de l'Université de Padoue où ils sont encore aujourd'hui.

Il pense que diagnostic, pronostic et traitement doivent être fondés sur une compréhension exacte des changements pathologiques des structures anatomiques.

Son grand ouvrage paraît dans la même année qu'un autre ouvrage fondamental en médecine de Josef Leopold Auenbrugger (1722-1809) : Inventum novum ex percussione thoracis humani et signo abstrusos interni morbos detegendi «Nouvelle invention pour détecter les maladies de la poitrine par la percussion «.

Un exemple de la considération que jouissait Morgagni à l'époque ; lors du siège de Bologne, les commandants des armées donnent des ordres stricts pour qu'aucun mal ne soit fait au Pr Morgagni.

La Société Royale d'Angleterre l'a choisi en 1724, l'Académie de Sciences de Paris l'a fait membre en 1731, l'Académie Impériale de St Petersburg en 1735, et l'Académie de Berlin en 1754.

Morgagni a entretenu des correspondances avec les scientifiques de son époque comme Ruysch, Boerhaave, Richard Meade, Haller, et Meckel. Le Roi Emanuel III de Sardaigne le consultait.

Les cinq papes de la seconde moitié de sa vie l'ont engagé comme un conseiller médical.

Le pape Benoît IV le cite en termes élogieux, le pape Clément XIII l'a logé au palais papal durant ses visites à Rome.

Il était un homme respecté dans son époque et même aimé.

Ce médecin a fait preuve d'une érudition énorme, d'une immense capacité de travail, d'une rigueur scientifique incomparable, et a réussi à s'intéresser à d'autres domaines comme l'archéologie, aux Beaux-arts, ainsi qu'à la littérature.

En 1771, après une longue et fertile vie, pleine de gloire et reconnaissances, Giovanni Battista Morgagni meurt à Padoue.

Morgagni, l'homme médecin

Morgagni était grand, teint vermeil, cheveux blonds.

Il avait des yeux bleus qui ont conservé leur acuité jusqu'à la fin de sa longue vie.

Il disait qu'il n'avait pas besoin de lunettes parce qu'il lavait ses yeux chaque matin à l'eau froide.

Sa constitution était robuste, il pouvait travailler avec la régularité et la persistance d'une machine.

Il était digne, avec une expression franche et heureuse ; ses manières étaient polies et distinguées, il était admiré pour l'élégance de son style latin.

Quant à son caractère, il est difficile de discerner le vrai homme à travers les nuages de superlatifs.

Il a eu la chance de consacrer sa vie à un travail qu'il appréciait. Sa vie semble avoir coulé dans un flot ininterrompu de succès et de prospérité.

Son mode de vie était simple, sans excès même quand il est devenu riche.

Cependant, Morgagni a été taxé d'avarice par certains biographes.

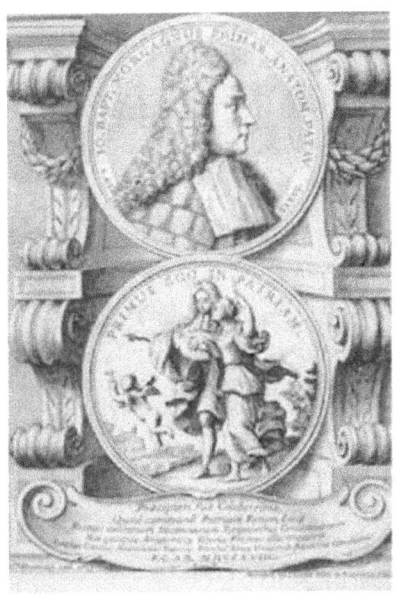

Ces douze filles vont devenir religieuses, certains disent que le père a peut-être trouvé un moyen peu coûteux de s'en débarrasser.

D'autre part, il a contribué pendant de nombreuses années au soutien d'un pauvre homme qui l'avait sauvé de la noyade quand il était enfant.

Il est donc difficile de savoir s'il était avare ou généreux.

Tous les chantres de Morgagni parlent de sa mémoire extraordinaire, une capacité étonnante d'érudition.

Il était un homme d'humeur égale, délicat sur le point de la dignité. Il fut offensé parce que quelqu'un a cité son nom sans le préfixe «Illustrissimus».

Il était rarement amer dans ses discussions.

Morgagni était un homme sincèrement religieux, il est assez surprenant de constater qu'il croyait à l'astrologie.

Morgagni jouissait d'une popularité inégalée. Il vivait en harmonie avec ses collègues.

On dit qu'ils ne jalousaient même pas sa réussite sans précédent. Il les associait à ses succès.

Ses conférences ont été fréquentées par les étudiants de tous âges attirés de toutes les parties de l'Europe.

Il jouissait de l'amitié et de la faveur d'éminents sénateurs vénitiens, des cardinaux, papes; et à deux reprises quand une armée ennemie occupait la ville, on a ordonné de traiter sa maison avec réserve et respect, ni fouillée, ni endommagée.

Un de ses biographes et éditeurs, le célèbre Tissot de Lausanne, raconte qu'il avait rencontré plusieurs anglais et allemands de retour d'Italie détaillant avec plaisir et gratitude leur rencontre avec la grand Morgagni.

«Quam humaniter illos exceperat, et quantique ex illius colloquiis, doctis, variis, jucundis profecerant» : Avec quelle bonté il les avait reçus, la valeur de ses réunions, et de ses compétences.

Parmi ses élèves les plus célèbres on peut citer Scarpa (décédé en 1832, reliant l'école de Morgagni avec l'ère moderne), Cotunnius (Cotugno), et Caldani, l'auteur des atlas de planches anatomiques publiées dans 4 volumes à Venise en 1801-1814.

Son érudition n'était pas seulement médicale, il cultivait son amour pour la littérature et pour la poésie, il passait parfois plusieurs mois à s'occuper de ses études littéraires.

On retrouve des lettres adressées à Lancisi sur la mort de Cléopâtre, des commentaires sur Celse et Sammonicus, des notes sur Prosper Alpinus, et de la poésie.

Son édition des oeuvres de Valsalva, publié en 1740 (en 2 volumes) avec des dessins anatomiques a occupé une grande partie de son temps.

Il a enrichi les travaux de son maître des commentaires, et de nombreuses observations complémentaires.

En 1761, Morgagni âgé de 88 ans, il publie son grand livre, pour créer une science médiale nouvelle : l'anatomie pathologique. Son livre « De Sedibus et Causis morborum par Anatomem indagatis « va devenir une référence pendant des siècles.

Il est mort le 6 Décembre 1771. Morgagni a vu son livre De Sedibus réimprimés plusieurs fois : trois fois dans son original latin, en français (1765), en anglais (1769) et en allemand (1771).

Il semble que Morgagni était heureux dans sa vie privée.

Il a eu quinze enfants, trois fils, un décédé durant son enfance, un autre est devenu Jésuite et a fait quelques travaux scientifiques, le troisième a suivi la profession de son père mais il est mort jeune.

Huit de ses filles sont devenues religieuses. La vie de Morgagni a été entièrement consacrée à son travail.

Le biographe trouve peu de choses à dire à l'exception des dates de publication de ses divers travaux, les dignités académiques qui lui sont conférés, les distinctions pleuvant sur lui des sociétés savantes à travers l'Europe, les visites qu'il recevait des empereurs et des rois, et les louanges qu'il a reçues.

Sa ville natale a placé un buste en marbre le représentant, dans la salle du Conseil durant son vivant (en 1763), avec une inscription le décrivant comme «primus dans humani corporis historid.»

Il était si apprécié que l'Université de Padoue, a augmenté son salaire de 500 à 1000, puis à 2000 florins par an, un salaire exceptionnel pour l'époque, une petite fortune.

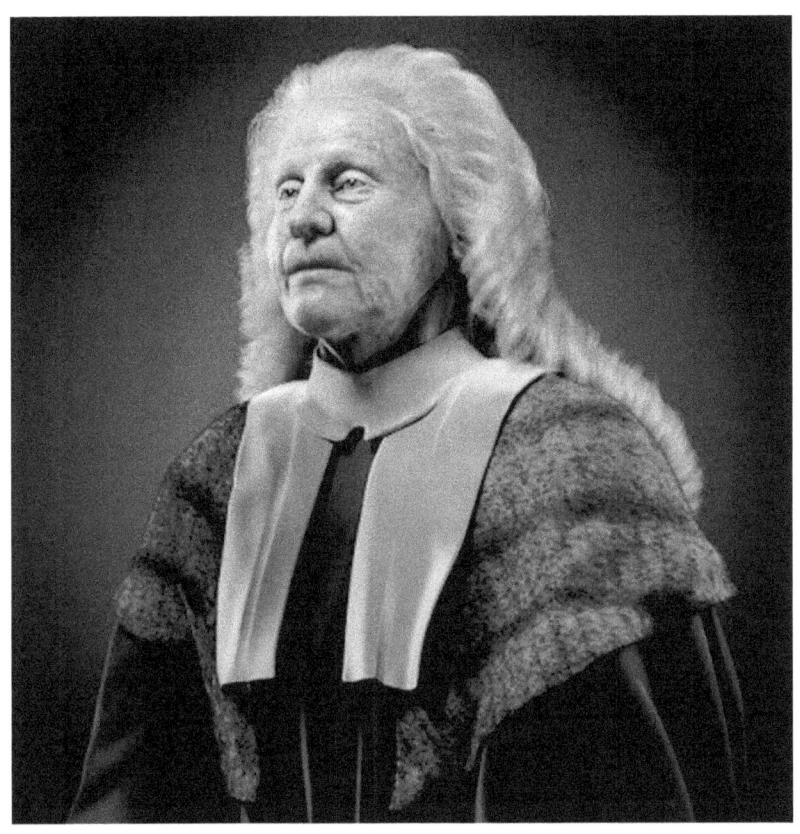

Le visage de Giovanni Battista Morgagni a été présenté en mai 2015, dans les locaux du Musée d'anthropologie de l'Université de Padoue, dans le cadre d'un cycle de conférences sur Morgagni.

Pendant ce temps au Brésil, l'artiste Mari Bueno a donné la touche finale sur la face en 3D du grand scientifique italien.

Morgagni, question de méthodes

Les Egyptiens connaissaient déjà les tumeurs inflammatoires (abcès), kystiques et solides (Papyrus Eber). De plus la momification des corps et les 4 vases contenant les viscères, témoignent de leur connaissance de l'anatomie.

Le relais a été pris ensuite par les Grecs. L'école d'Hippocrate est la plus connue et repose avant tout sur des descriptions cliniques.

La physiopathologie était basée à l'époque, sur la «théorie des humeurs» sans que n'y apparaisse la notion de «lésion», substrat organique de la maladie.

Avicenne utilisa les cadavres des champs de bataille à des fins scientifiques.

Il publia les 4 canons qui furent traduits largement en Europe.

La pratique de l'autopsie à la renaissance resta longtemps à visée purement anatomique, sans que l'on y trouve un désir d'étude du processus pathologique («pathologie»).

Hermann Boerhave (1668-1738), médecin à Leyde, fut un des premiers à étudier les cadavres à la recherche de la cause de la maladie ou de la mort.

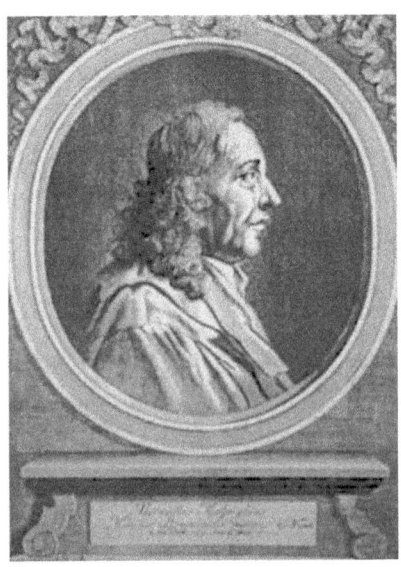

Giovanni-Batista Morgagni peut être considéré comme le premier anatomo-pathologiste moderne.

Il entreprit d'établir une relation de cause à effet entre les lésions constatées sur le cadavre et la sémiologie clinique.

Il fonda à ce titre la «Méthode anatomo-clinique».

Contrairement à Boerhave qui ne cherchait dans l'autopsie qu'une confirmation du diagnostic clinique, Morgagni construisit autour de l'anatomie pathologique un véritable système de réflexion devant déboucher sur une classification rationnelle des maladies (nosologie).

Morgagni ne se livra qu'à une analyse macroscopique des lésions.

Il n'utilisa pas le microscope, pourtant bien connu et utilisé par l'illustre professeur de l'université de Bologne : le célèbre Malpighi.

On ne sait pas pourquoi Morgagni n'a jamais utilisé le microscope dans ses diagnostics. Aucune étude publiée ne répond à cette question.

Il n'y a pas de chapitre de pathologie humaine qui n'ait été traité par Morgagni.

C'est lui qui a montré que l'apoplexie par exemple, est due à une lésion des vaisseaux et non pas une altération cérébrale.

C'est lui qui décrit le premier les causes de la sclérose des artères cérébrales et c'est encore lui qui observa que l'hémiplégie se manifeste du côté opposé de la lésion cérébrale.

Ses travaux concernent également la tuberculose. La lésion tuberculeuse a été décrite par Morgagni. Dans la pathologie digestive, Morgagni a décrit l'ulcère de l'estomac, et les tumeurs gastriques, l'hernie hiatale.

Il a publié également une étude sur la blennorragie, et sur les lésions de l'infarctus du myocarde.

Morgagni a étudié le larynx (les ventricules de Morgagni sont les cavités qui séparent les cordes vocales), les sinus. Sur son livre « De sedibus et causis morborum par indigatis « les Sièges et les Causes des maladies»(Venise, 1771, traduit en Français, anglais, et en allemand), Benjamin Richardson, dans sa biographie, écrit :

«À ce jour aucun savant médical n'a pu aider la médecine comme ce livre.»

Les études de Morgagni ne décrivaient pas seulement les structures anatomiques comme faisait son professeur Malpighi, mais des structures pathologiques, et anormales comme les anévrismes, ou des maladies pulmonaires.

Il pensait que la tuberculose était contagieuse et a refusé de pratiquer les autopsies des sujets tuberculeux, et a convaincu les autorités d'exiger la désinfection des chambres et des habits des patients tuberculeux.

Il a étudié la pulsation (artérielle), et surtout la palpitation du coeur.

Quant au cancer, Morgagni a insisté dès cette époque que la chirurgie était le seul traitement capable de donner de bons résultats.

Il a publié une étude sur le tissu adipeux, puis sur la vésicule biliaire, puis sur la structure du poumon et sur la musculature de l'oesophage, puis sur l'intestin.

La partie supérieure de la fosse nasale porte le nom de Morgagni. Ventricule de Morgagni dans le larynx, Les glandes lacrymales.

L'anatomie de l'oreille interne. Hydatide testiculaire de Morgagni. Les ligaments du pénis. Les lobes prostatiques.

La Valvule iléo-cæcale de l'intestin (valve et colonne de Morgagni). Les glandes sébacées dans l'aréole du mamelon (colonnes de Morgagni).

Sa méthode anatomo-clinique

À Bologne, Morgagni est devenu disciple de l'école de Marcello Malpighi (1628 1694), qui était le maître de Valsalva, appliquant sa méthode et concepts. Morgagni dit dans son autobiographie :

[...] sous la direction de beaucoup de disciples de Malpighi, j'ai étudié la médecine et me suis occupé des trois hôpitaux de Bologne.

J'ai disséqué un nombre incroyable de cadavres et j'ai aidé mon maître Anton Maria Valsalva dans ses séances d'anatomie.

L'effort de la dissection ne m'avait pas empêché de continuer à penser et de lire presque tous les auteurs modernes et antiques».

En 1715, Morgagni accède à la chair d'anatomie, occupée avant lui par des médecins célèbres comme Andreas Vésalle (1514 -1564), Gabriele Fallope (1523 1562).

Il a enseigné l'anatomie pendant presque 60 années, de 1715 à 1771, devenant l'anatomiste le plus réputé en Europe.

Dans ses cours, il pouvait relier la médecine antique aux avancées les plus récentes.

Il était le premier à enseigner la découverte de la circulation du sang, il associait pratiques et théories, il avait l'estime de la majeure partie des professeurs de l'Université de Padoue. S

es exposés étaient toujours modernes : il a parfois excusé les anciens, sans les dénigrer. Son livre Adversaria Anatomica (1719) a permis d'établir l'anatomie comme science exacte.

Sa grande oeuvre fut De sedibus et causis perum per anatomen indagatis (1761), dans ce livre, il décrit l'anatomie de l'organe, la lésion de l'organe et les liens entre les deux.

Ce livre résume plus de 640 autopsies. Morgagni, tout en tenant compte de la médecine clinique, s'est attaché à prouver la nécessité de fonder la médecine et tout traitement, à partir de connaissances anatomiques exactes et précises.

Le seul traité sur l'anatomie pathologique antérieur aux livres de Morgagni est l'oeuvre de Théophile Bonet de Neuchâtel publié à Genève en 1679, trois ans avant la naissance de Morgagni.

Le travail de Bonet était une première tentative de créer l'anatomie pathologique, cependant Bonet insistait sur des curiosités médicales sans avoir une méthode scientifique.

Ainsi sous le titre Sepulchretum, Bonet (1620 - 1689), sans aucune formation en anatomie, publie un vaste travail sans méthode. Il tente d'appliquer l'anatomie à la médecine.

Il a étudié surtout les malformations des produits d'avortement.

Bien que l'anatomie normale du corps humain ait été précisée par Vésale et Fallope, aucun médecin n'a décrit l'anatomie de la lésion.

Harvey, un siècle après Vésale, admet qu'il a des choses utiles à découvrir lors d'une autopsie d'un malade, au delà des dessins anatomiques.

Morgagni, dans la préface de son propre travail, examine les défauts et les mérites de la méthode de Bonet; il le juge prolixe, souvent inexact et ignorant de l'anatomie normale, il manquait de ce qu'on appelle aujourd'hui impartialité ou rigueur scientifique.

Morgagni a raconté les circonstances dans lesquelles il a décidé d'écrire son livre De Sedibus.

Après avoir terminé son édition sur les travaux de son maître Valsalva en 1740, il a pris des vacances dans son pays pour se reposer. Il passa son temps à se promener avec un ami intéressé par la médecine et par la culture générale.

Morgagni et son ami ont discuté les travaux de Bonet sur l'anatomie des lésions. Cet ami a proposé à Morgagni d'écrire son propre livre sur l'anatomie pathologique.

Les deux amis ont décidé d'échanger des lettres dans lesquelles Morgagni expose ses idées et ses 10 ans d'expériences.

Ces lettres ont été classées en cinq livres, qui étudient et analysent 640 dissections, avec les commentaires, les descriptions exhaustives. Chaque lésion était décrite : symptômes, diagnostic, en relation avec l'organe affecté, et la description détaillée de la lésion.

La précision de ces descriptions et la justesse de l'interprétation sont étonnantes.

Ce livre en 5 tomes fut imprimé à Venise en 1761. Par ce long travail, Morgagni instaure la méthode anatomo-clinique.

Ce travail gigantesque de 500 histoires cliniques, et 640 autopsies.

Le parallélisme entre les lésions anatomiques et les symptômes cliniques a constitué la base de sa méthode anatomo-clinique.

Il a corrélé ses constatations anatomiques et les symptômes observés et est arrivé à la conclusion que cette méthode était utile et que les données de l'histoire clinique doivent correspondre aux données de l'autopsie.

Donc, la maladie est localisable et réside dans les organes qui ont une structure anormale.

La présence de l'anatomie pathologique a changé la médecine, les maladies comme la pneumonie, l'ulcère, les cirrhoses hépatiques et le cancer sont caractérisés par un groupe de symptômes cliniques et aussi par des modifications anatomiques spécifiques.

L'anatomie pathologique a une application pratique importante : découvrir les changements anatomiques provoqués par la maladie et rendre le diagnostic plus exact pour déterminer le traitement.

Plus tard, les maladies sont à rechercher dans les structures histologiques au début de XIXème siècle (Bichat), et plus tard, en 1858, dans les cellules (Virchow).

Exemple de la méthode de Morgagni a travers un extrait de De Sedibus Causis Morborum, Venise, 1761 :

«Un homme de cinquante-quatre ans, souffre de l'estomac depuis cinq ou six mois, avant de devenir émacié (amaigri, cachectique) avec un vomissement gênant produisant un fluide qui ressemblait à l'eau teintée par la suie.

L'autopsie découvre dans l'estomac, vers le pylore, une tumeur cancéreuse ulcérée composée de glandes. En les pressant, ces glandes déchargent un genre de liquide ......

Entre l'estomac et la rate, on voit deux localisations tumorales, de la taille d'une fève, et qui ressemblent dans leurs couleurs et leurs substances à la tumeur principale de l'estomac.»

Références:

Fabio Zampieri, Alberto Zanatta, Gaetano Thiene : An etymological «autopsy» of Morgagni's title: De sedibus et causis morborum per anatomen indagatis (1761), Human Pathology, Volume 45, Issue 1, Pages 12-16, January 2014

Cooke Sketch of Morgagni in Seats and Causes of Disease (London, 1822)

Vircchow , Morgagni and Anatomical Thought in Brit. Med. Journal, I (1894), 725;

Richardson, Disciples of Æsculapius (London, 1901);

WALSH, Makers of Modern Medicine (Fordham University Press, New York, 1907); NICHOLS, Morgagni,

Ph.Meyer, P.Triadou: Léçons d'histoire de la pensée médicale, Edition: Odile.Jacob, 1996, pp 182-185

López Piñero, J.M., Historia de la medicina, Madrid, Biblioteca, Historia 16, 1991, pp. 50-53.

Riera, J., Historia, medicina y sociedad,

Madrid, Ediciones Pirámide, 1985, pp. 196-197.

Laín Entralgo, P., Historia universal de la medicina, Tomo 5, Barcelona, 1976, p. 24. 6 Ibid., p. 25.

Ventura HO: Giovanni Battista Morgagni and the foundation of modern medicine. Clin Cardiol 2000 Oct;23(10):792

Autres publications des Editions Causam, disponible chez Amazon.com

Histoire

- Le féminin au 19ème siècle, Michel Rougeot, 2015

Relations et couple

- Sexualité dans le monde antique, Milton De Blazy, 2015

- Anatomie sexuelle féminine, Milton De Blazy, 2015

- Anatomie sexuelle masculine, Milton De Blazy, 2015

- Amour romantique: origine, analyses, Jean Doyel, 2015

- ABC Orgasme féminin, Milton De Blazy, 2015

- Moments volés: elles racontent leur couple, Lisa Harbillot, 2015

Développement personnel

- La timidité, comprendre, s'en sortir, Pascal Moigno, 2015

- La volonté, de l'idée à l'action, Pascal Moigno, 2015

Histoire de l'art

- Danaé : sexualité, nudité et peintre, Lisa Mehouvin, 2015

Littérature

- Jane Austen… Si moderne, Thérèse Mallaisy, 2015

- Là haut dans le Michigan: analyses d'une nouvelle d'Hemingway, laurent Sattie, 2015

Biographie

- Jean Harlow, femme et sex symbol, Marcel Remat, 2015

Santé et bien être

- Virus de papillome humain (HPV), Thérèse Mallaisy, 2015